Übergewicht und Adipositas bei Kindern und Jugendlichen. Maßnahmen an Schulen zur Gesundheitsförderung und Prävention in der Kindheitspädagogik

Katja Bartels

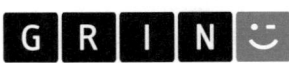

Bibliografische Information der Deutschen Nationalbibliothek:

Die Deutsche Nationalbibliothek verzeichnet diese Publikation in der Deutschen Nationalbibliografie; detaillierte bibliografische Daten sind im Internet über http://dnb.d-nb.de abrufbar.

ISBN: 9783346930378
Dieses Buch ist auch als E-Book erhältlich.

© GRIN Publishing GmbH
Trappentreustraße 1
80339 München

Druck und Bindung: Books on Demand GmbH, Norderstedt Germany
Gedruckt auf säurefreiem Papier aus verantwortungsvollen Quellen

Das vorliegende Werk wurde sorgfältig erarbeitet. Dennoch übernehmen Autoren und Verlag für die Richtigkeit von Angaben, Hinweisen, Links und Ratschlägen sowie eventuelle Druckfehler keine Haftung.

Das Buch bei GRIN: https://www.grin.com/document/1382171

IU Internationale Hochschule

Gesundheitsförderung und Prävention

in der Kindheitspädagogik

Inwieweit können Maßnahmen in Schulen dazu beitragen die Entwicklung von Übergewicht und Adipositas bei Kindern und Jugendlichen zu reduzieren?

Erstellt durch:

Name: Katja Bartels

Studiengang: Bachelor of Science Psychologie

Fachsemester: 6

Abgabe: 15. Juni 2023

Inhaltsverzeichnis

I. Abkürzungsverzeichnis

Zur besseren Lesbarkeit wird in dieser Hausarbeit das generische Maskulinum verwendet. Die in dieser Arbeit verwendeten Personenbezeichnungen beziehen sich – sofern nicht anders kenntlich gemacht – auf alle Geschlechter.

1 Einleitung

Adipositas ist aufgrund von nachgewiesenen Gesundheitsproblemen zu einem internationalen Problem geworden, das bereits im Jahr 2010 weltweit ca. drei bis vier Millionen Todesfälle verursachte (Ng et al., 2014). Die hohen Prävalenzen von Übergewicht und Adipositas stellen aber nicht nur ein weltweites Gesundheitsproblem dar, sondern auch eine besondere Herausforderung für Public Health[1] im 21. Jahrhundert (Schienkiewitz et al., 2018, S. 17). In den Industriestaaten, also auch in Deutschland, hat sich der Körpermasseindex (BMI) von Kindern und Jugendlichen bereits auf einem hohen Niveau eingependelt (NCD Risk Factor Collaboration, 2017).

Dr. med. Heidrun Thaiss, Leiterin der BZgA, betont: „Rund zwei Millionen Kinder und Jugendliche in Deutschland sind übergewichtig. Das kann schon früh fatale gesundheitliche Folgen haben… Damit die Gesundheit im Kindes-, Jugend- und später auch im Erwachsenenalter nicht entscheidend negativ geprägt wird, kommt der Prävention von Übergewicht bei Heranwachsenden deshalb besondere Bedeutung zu" (BZgA, 2019).

Die hohe Relevanz des Themas Fettleibigkeit im Kindes- und Jugendalter wird ebenfalls vom Bundesministerium für Gesundheit betont, das Übergewicht als eine Folge, einer spezifischen modernen Lebensweise sieht, die durch Bewegungsmangel und ungünstiges Ernährungsverhalten geprägt ist (Bundesministerium für Gesundheit, 2010, S. 15).

In dieser Hausarbeit geht es um die Frage, inwieweit Maßnahmen in Schulen dazu beitragen können die Entwicklung von Übergewicht und Adipositas bei Kindern und Jugendlichen zu reduzieren.

Zunächst wird geklärt wie Übergewicht und Adipositas im Kindes- und Jugendalter definiert werden kann. Des Weiteren wird deutlich, wie sich die Prävalenzen von Übergewicht bei Personen unter 18 Jahren in Deutschland seit den 1990er Jahren entwickelt haben und welche Auswirkungen die COVID-19-Pandemie in den letzten Jahren auf die Gewichtszunahme bei Kindern und Jugendlichen hatte. Außerdem wird im Kapitel 2.2 auf die gesundheitlichen Folgen eingegangen, die Übergewicht und Adipositas auf die Betroffenen haben und warum es trotz einer hohen Nährstoffversorgung zu ernährungsbedingten Krankheiten kommen kann. Kapitel 3 dient der Beantwortung der Forschungsfrage und stellt heraus welchen Stellenwert die Lebenswelt Schule im Rahmen der Präventionsmaßnahmen gegen Übergewicht und Adipositas innehat. Außerdem werden Programme und Maßnahmen erläutert, die darauf zielen, mehr Bewegung in den Schulalltag zu integrieren und dazu beitragen eine optimale, gesundheitsfördernde Schulverpflegung zu etablieren.

Die Arbeit endet mit dem Fazit, dass die wichtigsten Aspekte der Arbeit zusammenfasst und die gewonnenen Erkenntnisse reflektiert.

---

[1] Public Health (Öffentliche Gesundheit, Öffentliche Gesundheitspflege, auch öffentliche Gesundheitsfürsorge) ist das anwendungsorientierte Fachgebiet, das sich mit der Gesundheit der Bevölkerung (auch als Bevölkerungsgesundheit oder Volksgesundheit bezeichnet), insbesondere mit der Vorbeugung von Krankheiten, Förderung der Gesundheit und Verlängerung des Lebens beschäftigt. Wikipedia (2023a)

2 Definition von Übergewicht und Adipositas bei Kindern und Jugendlichen

Der Begriff Adipositas (lat. adeps=fett) bezeichnet ein starkes Übergewicht, charakterisiert durch eine extreme Vermehrung des Körperfettes sowie häufig krankhaften Auswirkungen für die Betroffenen (Bundesministerium für Gesundheit, 2010, S. 47). Laut der Weltgesundheitsorganisation WHO liegt eine Adipositas im Allgemeinen vor, sobald ein Körpermasseindex (BMI) von 30 kg/m^2 erreicht ist. Als Indikatoren für den Körperfettanteil und Verteilung gelten der Bauchumfang und das Taille-Hüft-Verhältnis der Person.

Bei Kindern und Jugendlichen ist es schwierig sich auf einen einheitlichen Grenzwert festzulegen, weil sich das Verhältnis von Körpergröße und Gewicht wachstumsbedingt stetig verändert (Schienkiewitz et al., 2018, S. 17). Deshalb werden bei Personen bis 18 Jahren BMI-Perzentilkurven verwendet, um die individuellen Werte der Betroffenen, unter Berücksichtigung von Alter und Geschlecht, im Vergleich zu einer Referenzpopulation einzuordnen. Deutschland nutzt die Perzentilkurven von Kromeyer-Hauschild, um Kinder und Jugendliche anhand ihres Körpergewichts einzustufen. Gemäß der Perzentilkurven von Kromeyer-Hauschild werden Personen bis 18 Jahre als übergewichtig eingestuft, wenn ihr BMI-Wert oberhalb des 90. Perzentils liegt (Kromeyer-Hauschild et al., 2001). Als adipös gelten demnach Kinder und Jugendliche, deren BMI-Wert oberhalb des 97. Perzentils liegt.

Das folgende Kapitel befasst sich mit der Prävalenz von Übergewicht und Adipositas bei Kindern und Jugendlichen in Deutschland.

2.1 Prävalenz von Übergewicht und Adipositas in Deutschland

Ungünstiges Ernährungsverhalten, zu wenig Bewegung und somit ein chronischer Überschuss an Energieaufnahme führt zu Übergewicht und Adipositas (Bundesministerium für Gesundheit, 2010, S. 13).

Ein weltweiter Anstieg der Prävalenzen von Übergewicht und Adipositas wird bereits seit den 1970er Jahren beobachtet (Schienkiewitz et al., 2018). Auch in Deutschland konnte festgestellt werden, wie die Prävalenz von Übergewicht und Adipositas bei Kindern und Jugendlichen zwischen 3-17 Jahren von 10% in den 1990er Jahren auf 15% im Jahr 2006 gestiegen ist. Diese Daten lieferte die Basiserhebung der KIGGS[2]-Studie, die von 2003-2006 durchgeführt wurde (Kurth & Schaffrath Rosario, 2007). Von den 15% der Kinder und Jugendlichen, die als übergewichtig gelten und somit oberhalb des 90. Perzentils der Referenzdaten liegen, gelten 6,3% als adipös, weil ihr Wert über dem 97.

---

[2] KiGGS ist Teil des Gesundheitsmonitorings des Robert Koch Instituts. Das Monitoring hat das Ziel, kontinuierlich vielfältige Daten zur gesundheitlichen Lage der Kinder und Erwachsenen in Deutschland zu liefern (www.kiggs-studie.de).

Perzentil liegt. In den 1990er Jahren lag dieser Wert noch bei 3% und hat sich somit mehr als verdoppelt (Schienkiewitz et al., 2018). Außerdem zeigen die Ergebnisse der KIGGS-Studie, dass vor allem Jugendliche stärker von Übergewicht und Adipositas betroffen sind als Kinder und gibt an, dass der Anteil von übergewichtigen Kindern im Alter von 3-6 Jahren bei 9% liegt, bei Kindern zwischen 7 und 10 Jahren bereits bei 15% und bei Jugendlichen zwischen 14 und 17 Jahren sogar bei 17% liegt (Kurth & Schaffrath Rosario, 2007). Ähnliche Werte finden sich bei den Prävalenzen von Adipositas bei Kindern und Jugendlichen wieder: 2,9% der 3- bis 6-jährigen Kinder leiden unter Adipositas, bei den 7- bis 10-jährigen Kindern sind es 6,4% und bei den Jugendlichen zwischen 14 und 17 Jahren sind es bereits 8,5%. Bezüglich der Prävalenzen von Übergewicht sind allerdings keine Unterschiede zwischen Mädchen und Jungen zu erkennen sowie zwischen neuen und alten Bundesländern. Allerdings zeigte sich in der KIGGS Basiserhebung, dass ein Risiko für Übergewicht und Adipositas mit einem niedrigen sozialen Status korreliert. Außerdem wiesen die Ergebnisse darauf hin, dass Kinder mit Migrationshintergrund oder übergewichtigen Müttern besonders gefährdet sind ebenfalls übergewichtig zu werden. Diese Tatsache könnte unter anderem darauf zurückzuführen sein, dass es bevölkerungsspezifische Unterschiede in der Sportausübung gibt, wie die KIGGS- und MoMo-Studie[3] entdeckte (Bundesministerium für Gesundheit, 2010, S.22). Laut dieser Studien treiben Kinder mit einem niedrigem sozialen Status weitaus weniger Sport als Gleichaltrige mit einem mittleren oder hohen sozialen Status. Besonders Mädchen mit Migrationshintergrund sind seltener sportlich aktiv.

Zwischen 2014 und 2017 wurden mit der KIGGS Welle 2 neue Ergebnisse, bezüglich zu Körpergröße und -gewicht von in Deutschland lebenden Kindern und Jugendlichen generiert (Schienkiewitz et al., 2018). Es stellte sich heraus, dass die Übergewichts- und Adipositasprävalenzen nicht weiter gestiegen sind und sich auf einem hohen Niveau eingependelt haben. Seit Beginn der 2000er Jahre zeigte es sich, dass sich der bisherige Trend von zunehmenden Übergewicht und Adipositas bei Kindern und Jugendlichen in vielen Ländern mit hohem Einkommensniveau entweder verlangsamt oder nicht weiter fortsetzt hatte (Olds et al., 2011).

Allerdings belegt eine aktuelle Studie von 2022 bei mehr als 150.000 Kindern in Deutschland eine Trendwende, aufgrund der Maßnahmen in der COVID-19-Pandemie (Vogel et al., 2022). Durch Schulschließungen und soziale Distanzierung zeigt sich wieder eine positive Dynamik bezüglich der Gewichtszunahme bei fettleibigen Kindern, was wiederum zu einer Verschärfung der Adipositasprävalenzen führen könnte.

Welche gesundheitlichen Folgen durch Fettleibigkeit entstehen können wird im Folgenden dargestellt.

---

[3] Mit der Motorik-Modul Längsschnittstudie (MoMo) werden die motorische Leistungsfähigkeit, die körperlich-sportliche Aktivität sowie deren Auswirkungen auf die Gesundheit von Kindern und Jugendlichen erfasst. Die Studie wurde im Auftrag des Bundesministeriums für Bildung und Forschung (BMBF) durchgeführt. Bvpg (2022)

2.2 Gesundheitliche Folgen von Übergewicht und Adipositas

Trotz einer hohen Nährstoffversorgung in der deutschen Bevölkerung, kommt es häufig zu einer einseitigen Ernährung ohne ausreichend Obst, Gemüse und Ballaststoffe und zu einer hohen Zufuhr von Zucker, Fett und Salz (Bundesministerium für Gesundheit, 2010, S. 23-24). Gleichzeitig fehlt bereits bei vielen Kindern im Vorschulalter die regelmäßige körperliche Bewegung. In diesem Umstand liegt unter anderem die Ursache für die hohen Prävalenzen von Übergewicht und Adipositas im Kindesalter und bei Jugendlichen begründet und letztendlich, die daraus resultierenden Krankheiten für die Betroffenen.

So weisen Kinder und Jugendliche mit Übergewicht und Adipositas ein höheres Risiko auf, an Störungen des Glukosestoffwechsels zu erkranken (Friedemann et al., 2012). Außerdem erhöht ein hochgradiger BMI im Kindesalter das Risiko an Typ-2-Diabetis, Bluthochdruck und Herz-Kreislauf-Erkrankungen im Erwachsenenalter zu leiden (Llewellyn et al., 2016). Überdies erfahren Kinder und Erwachsene mit Übergewicht und Adipositas häufig eine verminderte Lebensqualität (Tsiros et al., 2009) sowie einem höheres Risiko für Mobbing, weil sie in verschiedenen Bereichen, wie Arbeit, Schule oder Gesundheitswesen, diskriminiert und stigmatisiert werden (Puhl & King, 2013). Diese Stigmatisierung durch die Fettleibigkeit kann vielmals zu weiteren negativen Folgen führen, wie beispielsweise Depression, geringes Selbstwertgefühl oder auch zur Vermeidung von wichtiger Gesundheitsvorsorge. Neben den bereits genannten Folgen von Übergewicht und Adipositas finden sich ebenfalls Muskel- und Skeletterkrankungen bei den Übergewichtigen, insbesondere Arthrose und Krebserkrankungen der Gebärmutterschleimhaut, der Brust und des Dickdarms wieder (WHO, 2010, S. 2-3).

Das nachfolgende Kapitel 3 beschreibt welche Maßnahmen in der Schule dazu beitragen können die Entwicklung von Übergewicht und Adipositas bei Kindern und Jugendlichen zu reduzieren.

3 Mögliche Präventionsmaßnahmen in Schulen

Im Jahr 2019 besuchten 8,3 Millionen Schüler eine allgemeinbildende Schule in Deutschland (Destatis, 2020). Aus diesem Grund ist es möglich viele Kinder und Jugendliche möglichst niedrigschwellig zu erreichen (Schienkiewitz et al., 2018). Das Setting[4] Schule bietet deshalb ein großes Potential zur Prävention[5] von Übergewicht und Adipositas bei Kindern und Jugendlichen. Gleichzeitig bieten

---

[4] Mit dem Begriff „Setting" wird ein überschaubares sozialräumliches System wie z. B. Schule, Kindertagestätten, Krankenhaus, Betriebe, Stadtteil, Kommune oder Familie, in dem Menschen ihren Alltagstätigkeiten nachgehen, bezeichnet. Setting-orientierte Interventionen richten sich an die strukturellen Bedingungen des Settings sowie an die involvierten Personengruppen. Bundesministerium für Gesundheit (2010, S. 53)

[5] Die Prävention (Krankheitsverhütung) versucht durch vorbeugende Maßnahmen einen Krankheitseintritt abzuwenden, zu verzögern bzw. Krankheitsfolgen abzumildern. Betroffene Personen sollen durch Präventionsmaßnahmen in ihrer Eigenverantwortung gestärkt und zur Selbsthilfe angeregt werden. Bundesministerium für Gesundheit (2010, S. 51)

schulinterne präventive Maßnahmen auch eine Möglichkeit, zur Verbesserung von gesundheitlicher Chancengleichheit (BMG, 2019, S. 8). Dies entspricht ebenfalls den Aussagen der Ottawa Charta[6], die postuliert, dass Gesundheitsförderung[7] auf die primären Lebensbereiche von Individuen ausgerichtet werden sollte (Bundesministerium für Gesundheit, 2010, S. 20). Aus diesem Grund bezeichnet das Robert Koch-Institut die Schule als zentralen Ort zur Prävention und Gesundheitsförderung bei Kinder und Jugendlichen (RKI, 2020, S.1).

In Studien zeigte sich, dass rein edukative Maßnahmen in der Schule zur Prävention von Übergewicht weniger effektiv sind, als Interventionen, die auf mehreren Ebenen gleichzeitig wirken (Ells et al., 2018). Außerdem kam man zu dem Ergebnis, dass schulbasierte Maßnahmen, die eine erhöhte körperliche Aktivität fördern und gleichzeitig die Reduzierung von Zucker und Fett bei der Ernährung unterstützen, zu einer signifikanten Verbesserung des BMI bei Schülern führte (Brown et al., 2016).

Schule ist außerdem eine wichtiger Ort, wenn es darum geht präventive Maßnahmen im Kampf gegen Adipositas zu etablieren, weil man zu der Erkenntnis gekommen ist, dass die Einstellungen und Verhaltensweisen, die in früher Kindheit erworben wurden, besonders stabil sind und sich auf den Rest des Lebens auswirken können (Naidoo & Wills, 2019, S. 423-436). Trotz dieses Bewusstseins, besteht bisher keine Pflicht für Schulen, empfohlene Maßnahmen zur Prävention von Fettleibigkeit bei Kindern und Jugendlichen umzusetzen.

3.1 Bewegungsangebote und Sportunterricht

In den "Nationalen Empfehlungen für Bewegung und Bewegungsförderung", herausgegeben durch die Bundeszentrale für gesundheitliche Aufklärung, wurden erstmalig 2016, Empfehlungen gegeben, wie das Setting Schule mehr Bewegung in den Schulalltag integrieren kann (Rütten & Pfeifer, 2017, S. 56-57). Folgende evidenzbasierte Maßnahmen zur Bewegungsförderungen werden unter anderem empfohlen:

- mehr Sportunterricht und mehr Bewegungsangebote außerhalb der Unterrichtsstunden (beispielsweise Bewegungspausen)
- die qualitative Verbesserung der Bewegungsangebote (z. B. Optimierung der Bewegungszeit im Sportunterricht durch verbesserte Angebote und Lehrmethoden)
- die Schulung und Kompetenzentwicklung der Sportlehrer

---

[6] Die Ottawa-Charta zur Gesundheitsförderung (im englischen Original: Ottawa Charter for Health Promotion) ist ein Dokument, das am 21. November 1986 im kanadischen Ottawa zum Abschluss der Ersten Internationalen Konferenz zur Gesundheitsförderung von der Weltgesundheitsorganisation (WHO) veröffentlicht wurde. Wikipedia (2023b)
[7] Nach dem Verständnis der WHO ist Gesundheitsförderung ein Konzept, das bei der Analyse und Stärkung der Gesundheitsressourcen und -potenziale der Menschen sowie auf allen gesellschaftlichen Ebenen ansetzt. Bundesministerium für Gesundheit (2010, S. 49-50)

- Verankerung von Bewegungsförderung im Lehrplan der Schulen

Eine Studie von Salmon et al. (2007) empfiehlt vor allem einen Schwerpunkt darauf zu legen, den Sportunterricht, hinsichtlich Quantität und Qualität zu optimieren und die Sportlehrer besser zu qualifizieren (Salmon et al., 2007). Ebenfalls wird angeregt regelmäßige Bewegungspausen in den Unterricht zu integrieren.

Das Konzept „Bewegte Schule" zur Bewegungsförderung von Schulen im Saarland, zeigt beispielhaft, wie die "Nationalen Empfehlungen für Bewegung und Bewegungsförderung" in der Schule einfach umgesetzt werden können (LAGS, 2021, S. 12-42). Der Leitfaden zum Konzept „Bewegte Schule" sieht vor, dass Bewegung im gesamten Schulleben gefördert werden soll, einschließlich der Unterrichtsstunden und der Pausenzeiten. Im „Bewegten Unterricht" soll allen Schülern die Möglichkeit gegeben werden, Bewegung und Lernen gleichzeitig einsetzen zu können. Im Unterricht sind deshalb Auflockerungszeiten durch Bewegungslieder und bewegungsorientierte Projekte fest eingeplant. Beispielsweise könnten im Mathematikunterricht der ersten Klasse die natürlichen Zahlen durch Bewegungshandlungen, wie Schritte, Drehungen oder Schritte, dargestellt werden. Außerdem ist es den Schülern überlassen, ob sie auf Stühlen, Sitzbällen oder Kissen sitzen möchten. Die „Bewegte Pause" sieht vor, dass der Pausenhof besonders bewegungsfreundlich gestaltet ist. Die Bereitstellung von Geräten, Bällen und Springseilen soll zur Bewegung motivieren. Überdies soll eine offene Turnhalle, in Regenpausen und Freistunden, den Schülern Gelegenheit geben in Bewegung zu bleiben. Das Konzept „Bewegte Schule" sieht ebenfalls im Sportunterricht einen besonderen Schwerpunkt und plant deshalb, praxisnahe Fort- und Weiterbildungen vor Ort für Sportlehrer anzubieten und somit mehr qualifiziertes Personal auszubilden.

3.2 Ernährungsbildung und Schulkantine

Das Thema „Ernährung" sollte auch Inhalt des Unterrichts in der Schule sein, weil das Wissen darüber den Schülern die Kompetenz gibt, die richtigen Entscheidungen bezüglich ihrer Ernährung zu treffen und dessen Folgen zu erkennen (Bundesministerium für Gesundheit, 2010, S. 19). Für die Praxis könnte die Einrichtung von Lehrküchen oder Geschmackslaboren als sinnvoll erachtet werden, um Erfahrung in der Zubereitung von Lebensmitteln zu erlangen (DGE, 2022, S. 67). Auch Projektwochen zum Thema Ernährung oder die Einrichtung eines Schulgartens dienen der Ernährungsbildung und wirken präventiv gegen Fettleibigkeit.

Im Rahmen des nationalen Aktionsplans „IN Form", hat das Bundesministerium für Ernährung und Landwirtschaft (BMEL) 2008 zusammen mit den Bundesländern Vernetzungsstellen Schulverpflegung (VNS) eingerichtet, die die Schulen bei einer ausgewogenen Ernährung in der Schulkantine unterstützen (BMEL, 2020). Die Vernetzungsstellen helfen dabei, eine qualitativ hochwertige Verpflegung in den Schulen zu planen und zu optimieren. Dabei orientieren sie sich an den Qualitätsstandards der deutschen Gesellschaft für Ernährung (DGE).

Die DGE-Qualitätsstandards gelten als Wegweiser für eine gesundheitsfördernde und nachhaltige Ernährung und richten sich nach aktuellen wissenschaftlichen Erkenntnissen (DGE, 2022, S. 11). Die Entwicklung von einheitlichen Qualitätsstandards für eine gesunde Ernährung hat sich als essentiell erwiesen, da die Eskimostudie II[8] zu den Ergebnissen kam, dass die meisten Kinder und Jugendlichen zu wenig Obst, Gemüse und komplexe Kohlenhydrate, wie beispielsweise Vollkornbrot verzehren und der Konsum von Fleisch, Süßigkeiten und Knabbereien zu hoch ist (Mensink et al., 2021).

Empfohlene Maßnahmen gemäß der DGE-Qualitätsstandards, bei der Auswahl und Verarbeitung von Lebensmitteln, zur Gestaltung einer gesundheitsfördernden Verpflegung sind unter anderem (DGE, 2022, S. 45-49):

- Vermeidung von Produkten auf Basis von Palmfett, Palmöl oder Kokosfett, weil sie große Mengen an schlechten Fettsäuren enthalten.
- Bevorzugung von unverarbeiteten oder wenig verarbeiteten Produkten, wie beispielsweise frisches oder tiefgekühltes Gemüse, Obst, Fleisch oder Fisch.
- Vorrangige Verwendung und Zubereitung von Lebensmitteln mit einem geringen Anteil an industriellem Zucker, Fett, Salz und gesättigten Fettsäuren sowie Lebensmitteln mit einer geringen Energiedichte. Stattdessen werden Honig oder Fruchtdicksäfte, hochwertige pflanzliche Öle und Jodsalz sparsam verwendet.

Generell empfehlen die DGE-Qualitätsstandards eine Mittagspause von 60 Minuten, um den Schülern die Möglichkeit zu geben die Mahlzeiten stressfrei einzunehmen (DGE, 2023). Des Weiteren weisen sie darauf hin, dass das angebotene Essen in der Schulkantine eine Vielfalt an Geschmack, Geruch, Konsistenz, Aussehen und Hörerlebnis bieten sollte, um den Konsumenten einen abwechslungsreichen Genuss zu bieten, der schmeckt und Freude bereitet (DGE, 2022, S. 35-62). Außerdem sollte den Schülern die Möglichkeit gegeben werden, die Portionsgrößen der Menüs selbst bestimmen zu können und bei der Gestaltung der Schulverpflegung im Rahmen eines Verpflegungsausschusses miteinbezogen zu werden. Diese Mitgestaltungsmöglichkeiten sowie regelmäßige Umfragen zum Speiseangebot unter den Schülern fördern die Akzeptanz des Schulessens und sorgen für mehr Zufriedenheit. Neben dem qualitativ hochwertigen, abwechslungsreichen Speiseplan ist es

---

[8] EsKiMo II ist ein Modul der bundesweiten „Studie zur Gesundheit von Kindern und Jugendlichen in Deutschland") und wurde bereits zum zweiten Mal durchgeführt. Die in EsKiMo II gewonnenen Daten liefern einen umfangreichen Überblick über das Ernährungsverhalten von Kindern und Jugendlichen in Deutschland. Mensink et al. (2021)

ebenfalls notwendig eine angenehme Essatmosphäre zu gestalten, die stressfrei ist, einen geringen Geräuschpegel aufweist und ein ansprechendes Ambiente bietet.

Neben dem Mittagsangebot in der Schulkantine sollten auch im Kiosk der Schule gesundheitsförderliche Snacks anboten werden, wie beispielsweise ungesalzene Nüsse, Studentenfutter, Joghurt mit Obst oder Rohkost (DGE, 2022, S. 56). Falls eine komplette Umstellung nicht ad hoc umsetzbar erscheint, ist es anzuraten das Sortiment schrittweise umzustellen.

5 Fazit

Mit dieser Hausarbeit sollte die Frage beantwortet werden, inwieweit Maßnahmen in Schulen dazu beitragen können die Entwicklung von Übergewicht und Adipositas bei Kindern und Jugendlichen zu reduzieren. Zur Beantwortung der Forschungsfragen wurde das Konzept „Bewegte Schule" zur Bewegungsförderung von Schulen im Saarland vorgestellt. Beispielhaft wurde demonstriert, wie einfach Bewegung in verschiedenen Bereichen in der Schule fest etabliert werden kann (LAGS, 2021, S. 12-42). Entweder durch kleine Bewegungseinheiten im Unterricht oder durch ein abwechslungsreiches Geräteangebot in Pausen und Freistunden. Ebenso wurde dargestellt, wie im Rahmen des nationalen Aktionsplans „IN Form", die Vernetzungsstellen Schulverpflegung (VNS) dazu beitragen können, hochwertige und schmackhafte Speisen in den Schulkantinen anzubieten (BMEL, 2020). Dabei dienen die DGE-Qualitätsstandards nicht nur der richtigen Wahl der Lebensmittel und der gesunden Zubereitung der Speisen, sondern unterstützen auch dabei, die richtige Atmosphäre für die Schüler zu schaffen und sie zu motivieren Spaß an gesunder Ernährung zu haben (DGE, 2022, S. 45-62).

Es hat sich gezeigt, dass das Setting Schule durchaus ein wichtiger Faktor ist, wenn es darum geht Adipositasprävention in Kindheit und Jugend fest zu verankern, um letztendlich auch gesunde Erwachsene hervorzubringen (Naidoo & Wills, 2019, S. 423-436). Trotz dieser Erkenntnisse und einem Bewusstsein für die Probleme und Krankheiten, die mit Fettleibigkeit im Kindes- und Jugendalter im Zusammenhang stehen, haben Schulen bisher keine Verpflichtung aktiv zu werden und Maßnahmen zu Prävention von Übergewicht und Adipositas zu ergreifen.

Obwohl die Übergewichts- und Adipositasprävalenzen bei Kindern und Jugendlichen in Deutschland im letzten Jahrzehnt nicht weiter gestiegen sind, befinden sie sich konstant auf einem hohen Niveau (Schienkiewitz et al., 2018). Deshalb hat Prävention weiterhin eine hohe Relevanz und es sollte angestrebt werden, Gesundheitsförderungs- und Präventionsmaßnahmen, die zur Reduktion der Übergewichts- und Adipositasprävalenzen bei Kindern und Jugendlichen beitragen, beständig zu fordern und fördern.

II. Literaturverzeichnis

BMEL. (2020). *Die Initiative IN FORM: Aufgaben und Ziele der Vernetzungsstellen Kita- und Schul-verpflegung (VNS)*. https://www.in-form.de/wissen/gemeinschaftsverpflegung/aufgaben-und-ziele-der-vernetzungsstellen-kita-und-schulverpflegung-vns

BMG. (2019). *Wegeweiser zum gemeinsamen Verständnis von Gesundheitsförderung und Präven-tion bei Kindern und Jugendlichen in Deutschland*. https://www.bundesgesundheitsministe-rium.de/fileadmin/Dateien/5_Publikationen/Praevention/Broschueren/Wegeweiser_2019-08.pdf

Brown, E. C., Buchan, D. S., Baker, J. S., Wyatt, F. B., Bocalini, D. S. & Kilgore, L. (2016). A Sys-tematised Review of Primary School Whole Class Child Obesity Interventions: Effectiveness, Characteristics, and Strategies. *BioMed research international*, *2016*, 4902714. https://doi.org/10.1155/2016/4902714

Bundesministerium für Gesundheit. (2010). *Nationales Gesundheitsziel: Gesund aufwachsen Le-benskompetenz, Bewegung, Ernährung*. https://www.bundesgesundheitsministerium.de/filead-min/Dateien/3_Downloads/G/Gesundheitsziele/Broschuere_Nationales_Gesundheitsziel_-_Ge-sund_aufwachsen_Lebenskompetenz__Bewegung__Ernaehrung.pdf

Bvpg. (2022). *MoMo Studie: körperliche Fitness von Kindern und Jugendlichen*. https://bvpraeven-tion.de/cms/index.asp?inst=newbv&snr=12348

BZgA. (2019). *Übergewicht bei Kindern und Jugendlichen vorbeugen: Neues Onlineangebot der BZgA informiert Familien und Fachkräfte*. https://www.bzga.de/fileadmin/user_upload/PDF/pres-semitteilungen/2019/19_07_10_PM_internet_uebergewicht-vorbeugen.pdf

Destatis. (2020). *Schülerzahl im Schuljahr 2018/2019 um 0,5 % gesunken: Pressemitteilung Nr. 090 vom 12. März 2019*. https://www.destatis.de/DE/Presse/Pressemitteilun-gen/2019/03/PD19_090_211.html

DGE. (2022). *DGE-Qualitätsstandard für die Verpflegung in Schulen*. https://www.schulepluses-sen.de/fileadmin/user_upload/medien/DGE-QST/DGE_Qualitaetsstandard_Schule.pdf

DGE. (2023). *Schule + Essen = Note 1*. Bonn. https://www.schuleplusessen.de/

Ells, L. J., Rees, K., Brown, T., Mead, E., Al-Khudairy, L., Azevedo, L., McGeechan, G. J., Baur, L., Loveman, E., Clements, H., Rayco-Solon, P., Farpour-Lambert, N. & Demaio, A. (2018). Inter-ventions for treating children and adolescents with overweight and obesity: an overview of Cochrane reviews. *International journal of obesity (2005)*, *42*(11), 1823–1833. https://doi.org/10.1038/s41366-018-0230-y

Friedemann, C., Heneghan, C., Mahtani, K., Thompson, M., Perera, R. & Ward, A. M. (2012). Car-diovascular disease risk in healthy children and its association with body mass index: systematic review and meta-analysis. *BMJ (Clinical research ed.)*, *345*, e4759. https://doi.org/10.1136/bmj.e4759

Kromeyer-Hauschild, K., Wabitsch, M., Kunze, D., Geller, F., Geiß, H. C., Hesse, V., Hippel, A. von, Jaeger, U., Johnsen, D., Korte, W., Menner, K., Müller, G., Müller, J. M., Niemann-Pilatus, A., Remer, T., Schaefer, F., Wittchen, H.-U., Zabransky, S., Zellner, K., . . . Hebebrand, J. (2001). Perzentile für den Body-mass-Index für das Kindes- und Jugendalter unter Heranziehung verschiedener deutscher Stichproben. *Monatsschrift Kinderheilkunde, 149*(8), 807–818. https://doi.org/10.1007/s001120170107

Kurth, B.-M. & Schaffrath Rosario, A. (2007). Die Verbreitung von Übergewicht und Adipositas bei Kindern und Jugendlichen in Deutschland. Ergebnisse des bundesweiten Kinder- und Jugendgesundheitssurveys (KiGGS) [The prevalence of overweight and obese children and adolescents living in Germany. Results of the German Health Interview and Examination Survey for Children and Adolescents (KiGGS)]. *Bundesgesundheitsblatt, Gesundheitsforschung, Gesundheitsschutz, 50*(5-6), 736–743. https://doi.org/10.1007/s00103-007-0235-5

LAGS. (2021). *Bewegte Schule: Leitfaden zur Bewegungsförderung für Schulen im Saarland.* https://dslv-saar.de/wp-content/uploads/2021/09/Leitfaden_Bewegte-Schule.pdf

Llewellyn, A., Simmonds, M., Owen, C. G. & Woolacott, N. (2016). Childhood obesity as a predictor of morbidity in adulthood: a systematic review and meta-analysis. *Obesity reviews : an official journal of the International Association for the Study of Obesity, 17*(1), 56–67. https://doi.org/10.1111/obr.12316

Mensink, G. B. M., Haftenberger, M., Lage Barbosa, C., Brettschneider, A.-K., Lehmann, F., Frank, M., Heide, K., Moosburger, R., Patelakis, E. & Perlitz, H. (2021). *EsKiMo II - Die Ernährungsstudie als KiGGS-Modul.* https://doi.org/10.25646/7028.2

Naidoo, J. & Wills, J. (2019). *Lehrbuch Gesundheitsförderung.* Hogrefe Verlag GmbH & Co. KG. https://elibrary.hogrefe.com/book/10.1024/85744-000 https://doi.org/10.1024/85744-000

NCD Risk Factor Collaboration (2017). Worldwide trends in body-mass index, underweight, overweight, and obesity from 1975 to 2016: a pooled analysis of 2416 population-based measurement studies in 128·9 million children, adolescents, and adults. *Lancet (London, England), 390*(10113), 2627–2642. https://doi.org/10.1016/s0140-6736(17)32129-3

Ng, M., Fleming, T., Robinson, M., Thomson, B., Graetz, N., Margono, C., Mullany, E. C., Biryukov, S., Abbafati, C., Abera, S. F., Abraham, J. P., Abu-Rmeileh, N. M. E., Achoki, T., AlBuhairan, F. S., Alemu, Z. A., Alfonso, R., Ali, M. K., Ali, R., Guzman, N. A., . . . Gakidou, E. (2014). Global, regional, and national prevalence of overweight and obesity in children and adults during 1980-2013: a systematic analysis for the Global Burden of Disease Study 2013. *Lancet (London, England), 384*(9945), 766–781. https://doi.org/10.1016/s0140-6736(14)60460-8

Olds, T [Tim], Maher, C., Zumin, S., Péneau, S., Lioret, S., Castetbon, K., Bellisle, Wilde, J. de, Hohepa, M., Maddison, R., Lissner, L., Sjöberg, A., Zimmermann, M., Aeberli, I., Ogden, C., Flegal, K. & Summerbell, C. (2011). Evidence that the prevalence of childhood overweight is plateauing: data from nine countries. *International journal of pediatric obesity : IJPO : an official journal of the International Association for the Study of Obesity*, *6*(5-6), 342–360. https://doi.org/10.3109/17477166.2011.605895

Puhl, R. M. & King, K. M. (2013). Weight discrimination and bullying. *Best practice & research. Clinical endocrinology & metabolism*, *27*(2), 117–127. https://doi.org/10.1016/j.beem.2012.12.002

RKI. (2020). *Maßnahmen der Prävention und Gesundheitsförderung in Schulen.* https://www.rki.de/adimon

Rütten, A. & Pfeifer, K. (Hrsg.). (2017). *Forschung und Praxis der Gesundheitsförderung: Sonderheft 03. Nationale Empfehlungen für Bewegung und Bewegungsförderung* (1. Aufl.). Bundeszentrale für gesundheitliche Aufklärung.

Salmon, J., Booth, M. L., Phongsavan, P., Murphy, N. & Timperio, A. (2007). Promoting physical activity participation among children and adolescents. *Epidemiologic reviews*, *29*, 144–159. https://doi.org/10.1093/epirev/mxm010

Schienkiewitz, A., Brettschneider, A.-K., Damerow, S. & Rosario, A. S. (2018). Übergewicht und Adipositas im Kindes- und Jugendalter in Deutschland – Querschnittergebnisse aus KiGGS Welle 2 und Trends. *Journal of Health Monitoring*, *3*(1). https://doi.org/10.17886/RKI-GBE-2018-005.2

Tsiros, M. D., Olds, T [T.], Buckley, J. D., Grimshaw, P., Brennan, L., Walkley, J., Hills, A. P., Howe, P. R. C. & Coates, A. M. (2009). Health-related quality of life in obese children and adolescents. *International journal of obesity (2005)*, *33*(4), 387–400. https://doi.org/10.1038/ijo.2009.42

Vogel, M., Geserick, M., Gausche, R., Beger, C., Poulain, T., Meigen, C., Körner, A., Keller, E., Kiess, W. & Pfäffle, R. (2022). Age- and weight group-specific weight gain patterns in children and adolescents during the 15 years before and during the COVID-19 pandemic. *International journal of obesity (2005)*, *46*(1), 144–152. https://doi.org/10.1038/s41366-021-00968-2

WHO. (2010). *Nutrition Landscape Information System (NLIS) country profile indicators: interpretation guide.* https://apps.who.int/iris/bitstream/handle/10665/332223/9789241516952-eng.pdf

Wikipedia. (2023a). *„Public Health".* https://de.wikipedia.org/w/index.php?title=Public_Health&oldid=233807238

Wikipedia. (2023b). *Ottawa-Charta zur Gesundheitsförderung.* https://de.wikipedia.org/w/index.php?title=Ottawa-Charta_zur_Gesundheitsf%C3%B6rderung&oldid=233738143

BEI GRIN MACHT SICH IHR WISSEN BEZAHLT

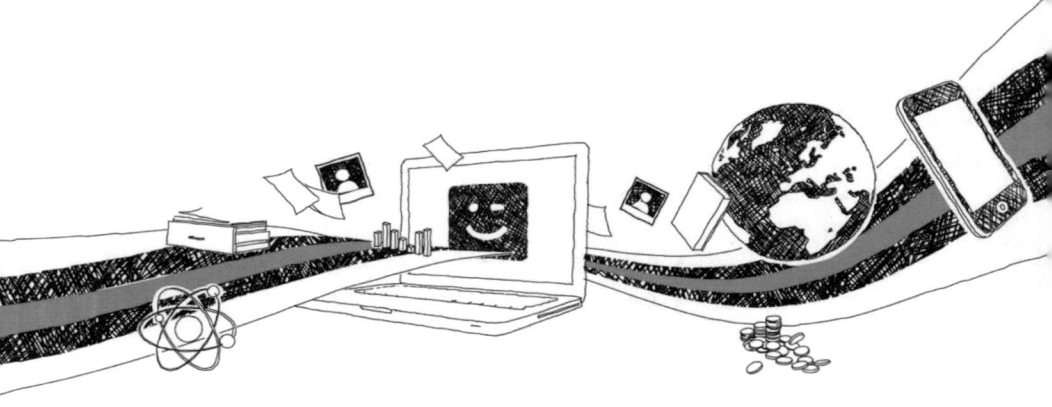

- Wir veröffentlichen Ihre Hausarbeit,
  Bachelor- und Masterarbeit

- Ihr eigenes eBook und Buch -
  weltweit in allen wichtigen Shops

- Verdienen Sie an jedem Verkauf

Jetzt bei www.GRIN.com hochladen und kostenlos publizieren

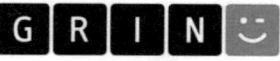